Vestendo ali

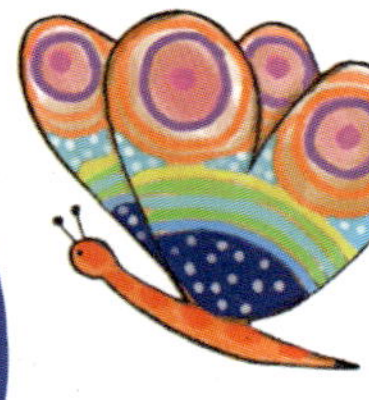

Vestindo asas

Alberto Banal

Ilustrado por Cristina Valadas

Editora InVerso

R. Doutor Goulin, 1523 Alto da Glória
CEP 80040-280 Curitiba-PR
(41) 3254-1616 e (41) 3558-8001
editorainverso@editorainverso.com.br
www.editorainverso.com.br
Facebook.com/editorainverso
Instagram @editorainverso

COORDENAÇÃO EDITORIAL
Cristina Jones
Editora InVerso

REVISÃO
Carlos W. Jorge

TRADUÇÃO PARA ITALIANO
Alberto Banal

ILUSTRAÇÃO
Cristina Valadas

CAPA, PROJETO GRÁFICO E DIREÇÃO DE ARTE
Adriane Baldini

DADOS INTERNACIONAIS DE CATALOGAÇÃO NA PUBLICAÇÃO (CIP)
Mona Youssef Hammoud – CRB/ 9ª 1393

B212v

BANAL, Alberto. Vestindo asas = Vestendo ali.
Cristina Valadas [il.]. Curitiba: InVerso, 2021
36 p. 22 x 20cm – PTBR/ITA

ISBN: 978-65-89851-41-7

1. Literatura infantil. 2. Plenitude. 3. Transformação.
4. Medo I. Título

CDD.: 028.5

Literatura infantil: 028.5 Transformação: 158.5

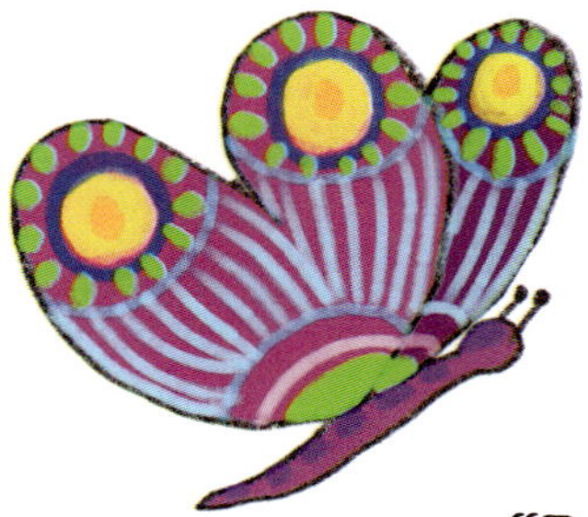

"Para saber para onde ir, é preciso saber de onde se vem."
Provérbio africano

Para as crianças quilombolas do *Projeto Escrilendo:*
a consciência das suas origens indique o caminho da vida!

"Per sapere dove andare, bisogna sapere da dove si viene"
(Proverbio africano).

Ai bambini "quilombolas" del *Progetto Escrilendo*:
la coscienza delle loro origini indichi il cammino della vita!

"Dia lindo", disse satisfeita Pupa-Vermelha, emergindo do solo após um último esforço para livrar-se dele. Umedeceu a quarta pata esquerda e logo a içou como uma bandeira no mastro.

"Vento de sul-oeste. Ótimo!". Muito bem-humorada, desceu rapidamente o túnel: queria o mais cedo possível levar a boa nova para a Pupa-Rosa. Era a primavera! E muito embora Pupa-Vermelha, ou qualquer de suas amigas desconhecesse o significado de "primavera", desde algumas semanas sentiam um cheiro de mudanças no ar. Não só elas, mas todos os habitantes do brejo sentiam agora um alegre frenesi, um desejo inexplicável de mudança. Exatamente o oposto daquele desânimo causado pelo frio do inverno.

O pequeno morro onde ela se encontrava dominava a grande planície por onde, devagarzinho, escorria um rio preguiçoso. No topo dele, um grande juazeiro deitara suas raízes, e no verão muitas espécies de pássaros vinham ali fazer seus ninhos. Contudo, ninguém podia imaginar quanta vida se abrigava em suas compridas e ramificadas raízes.

"Bel tempo" disse soddisfatto Bruc-rosso mentre con l'ultima spinta emergeva completamente dalla terra. Umettò la quarta zampa sinistra e poi l'issò in aria come un pennone per l'alzabandiera.

"Vento da sud-ovest. Va proprio bene!". Pieno di buon umore ridiscese velocemente la galleria: voleva portare subito la buona notizia alla bella Bruc-rosa. Primavera! Né lui, né i suoi amici, sapevano bene cosa volesse dire "primavera". Ma qualcosa di strano aveva pervaso da alcune settimane tutti gli abitanti della brughiera. Una frenesia allegra, un fremito profondo e una voglia di cambiamento inspiegabile. Proprio tutto il contrario del torpore freddo dell'inverno.

La brughiera era su una dolce collina appena sopra la grande pianura solcata da un grande fiume. Sul crinale aveva messo radici un maestoso platano che d'estate ospitava tante nidiate di uccelli. Ma nessuno avrebbe mai potuto immaginare quanta vita ci fosse al riparo delle lunghe e ramificate radici.

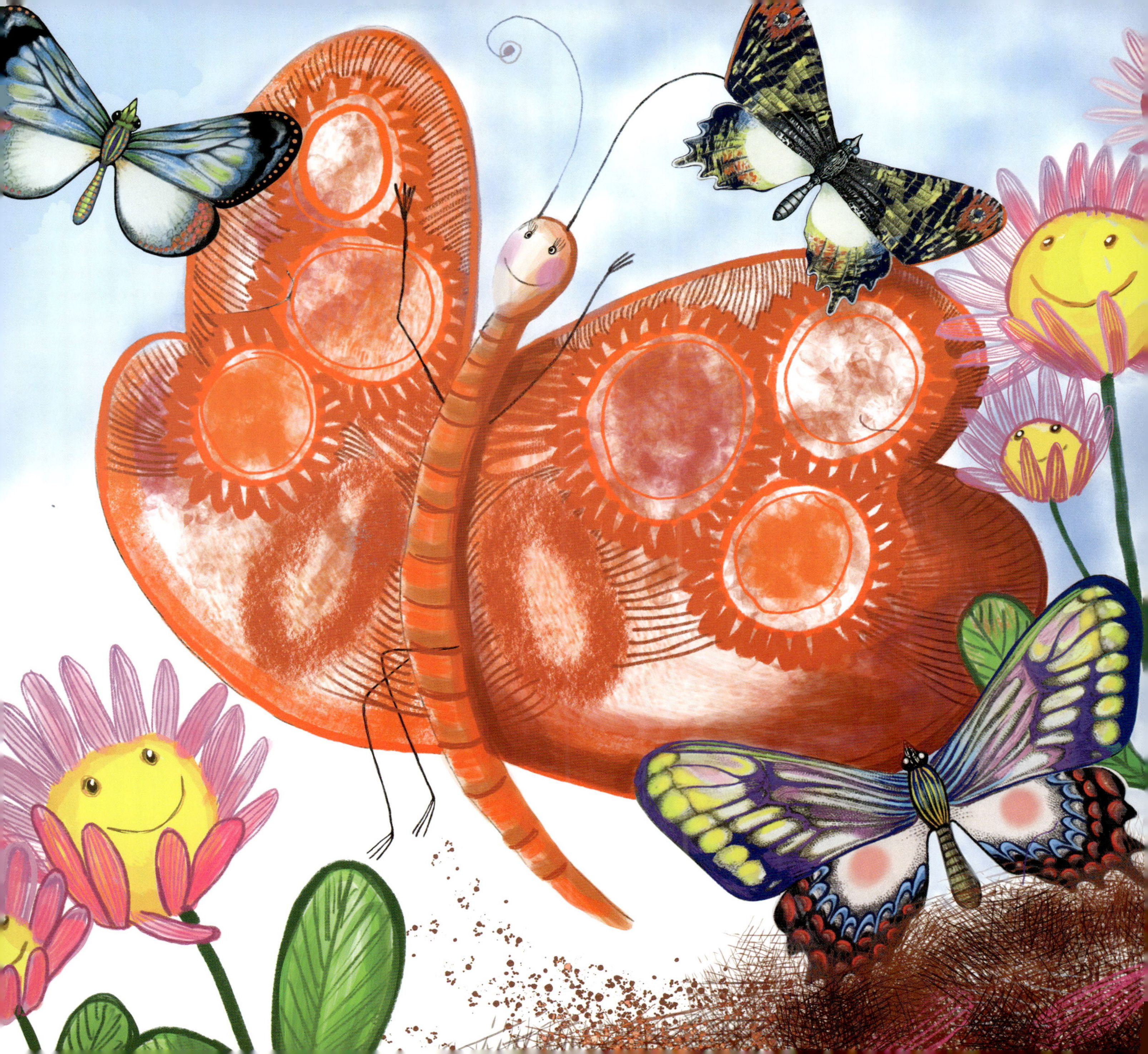

Duas famílias de coelhos, um tatu solitário, um texugo dorminhoco, sete colônias de formigas, um casal de grilos e um simpático ratinho do campo. As toupeiras tinham escavado um labirinto de túneis, e a colina estava repleta dos seus característicos montes de terra. Porém nenhuma presença de vida ali, nem de longe, chegou a ser tão misteriosa quanto a das pupas.

Elas chegavam de repente sem que ninguém soubesse de onde e, depois de algumas semanas de convívio, sumiam sem deixar rastro. Os coelhos juravam que as pupas eram uma gente misteriosa, já que, mal se anunciava a primavera, vestiam um estranho aparelho com o qual conseguiam voar e ir embora. Mas os outros moradores não pareciam dispostos a acreditar em tais fantasias, e se alguém pedia informações ao texugo, ouvia como resposta um "estava dormindo", e assim ninguém lhe perguntava mais nada, para grande satisfação do dorminhoco que, desse jeito, podia dedicar-se por mais tempo ao seu passatempo predileto: dormir.

Mas a verdade é que as pupas, depois de chegarem, ficavam por um bom tempo tranquilas e quietinhas. Nesses momentos, formavam uma coletividade silenciosa que qualquer um gostaria de ter como vizinho de condomínio. Mas essa impressão duraria somente até quando chegasse a nova fase de agitação.

Due famiglie di conigli selvatici, un tasso solitario e sonnacchioso, sei colonie di formiche, una coppia di grilli e un simpatico topolino campagnolo. Le talpe, invece, avevano scavato un labirinto di gallerie ed il prato che ricopriva tutta la collina era pieno zeppo delle loro caratteristiche montagnole di terra.

Ma la presenza più misteriosa era costituita dai bruchi. Arrivavano all'improvviso chissà da dove e, dopo alcuni mesi, sparivano nel nulla. A dir la verità i conigli sostenevano che i bruchi, in primavera, si mettevano uno strano apparecchio che permetteva loro di volare via. Ma nessuno degli abitanti del luogo era disposto a credere a queste fantasie. Se poi qualcuno chiedeva informazioni al tasso, "io dormivo" era l'immancabile risposta. Tant'è che nessuno gli faceva più domande. Con grande soddisfazione del tasso che così poteva dormire di gran lena.

I dintorni della dimora dei bruchi erano immediatamente riconoscibili: per molti metri in giro, terra "brucata". Niente, infatti, sfuggiva alla loro voracità quando erano svegli. Per fortuna questo succedeva raramente. Altrimenti sarebbe stato un disastro vegetale. Per il resto i bruchi erano buoni vicini. Tranquilli, silenziosi e per niente invadenti.

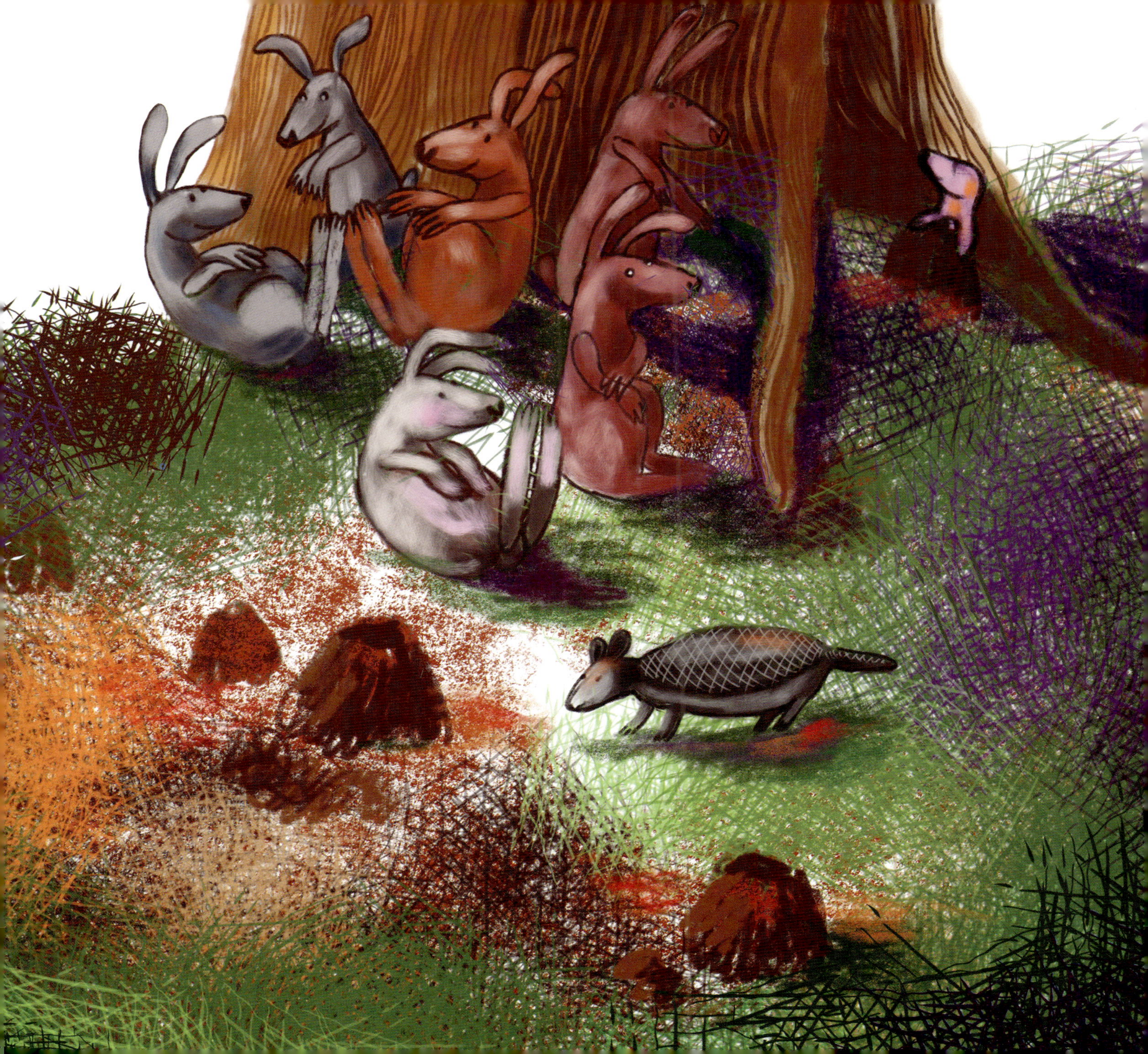

"Pupa-Rosa, acorde!", gritou Pupa-Vermelha. "Chegou a hora de se preparar".

Cada pupa tinha perto de si um armário que guardava um par de asas. Dentro se viam asas de todos os tipos, cores e tamanhos: ovais, recortadas, arredondadas, amarelas, vermelhas, verdes, rosas, azuis, marrons, de bolinhas, caneladas, aveludadas, lisas... Enfim, um mostruário de causar inveja às maiores coleções de moda da temporada. Cada pupa guardava suas asas com muito cuidado e carinho, embora não soubesse qual seria exatamente o uso que delas havia de fazer. Tudo que sabia é que um dia aquelas asas seriam de grande utilidade, que aquele par de asas continha o segredo do seu misterioso futuro.

Ao sinal de Pupa-Vermelha, a turma das pupas encheu-se de alegria. Pupa-Lesta foi a primeira a vestir suas asas, que, apesar de pequenas, eram velocíssimas. Pupa-Bela lustrou as suas como um espelho, e depois as encostou em duas folhas de hortelã. Admirou a sua imagem reflexa e apaixonou-se pela quinta pata direita. Como previsível, por último chegou Pupa-Lenta, agitando mansamente suas imensas asas em forma de asa-delta. "Devagar se vai ao longe", foi dizendo, e dessa forma expressava o que na verdade era mais um desejo seu do que uma possibilidade real.

"Bruc-rosa, svegliati! In superficie c'è un tempo splendido. Non credi sia l'ora di fare il "brucato"?

"Fare il brucato" aveva un'importanza ed un significato ben preciso. Ogni bruco aveva vicino al proprio letto una vetrina. In ogni vetrina c'era un paio di ali. Ce n'erano di tutti i tipi: grandi, piccole, ovali, frastagliate, rotondeggianti, gialle, rosse, verdi, rosa, a pois, striate, vellutate, lisce... insomma un campionario da fare invidia al più grande collezionista di moda. "Fare il brucato" voleva dire lavare, stirare e inamidare le ali. Ogni bruco custodiva gelosamente il suo paio di ali anche se non sapeva che uso ne avrebbe potuto fare. Tutti sapevano solo che un giorno non avrebbero potuto farne a meno e che in quelle ali era racchiuso il segreto del loro misterioso futuro.

Al segnale di Bruc-rosso tutta la brughiera scoppiò di allegria. Bruc-lesto fu il primo a mostrare al sole le sue piccole ma velocissime ali. Bruc-bello lucidò le sue come uno specchio, le appoggiò a due foglie di salvia, ammirò la propria immagine riflessa e si innamorò della quinta zampa destra. Neanche a farlo apposta per ultimo arrivò Bruc-lento con le sue ali immense a forma di deltaplano. "Chi va piano, va sano ma va lontano" era solito dire e più che una realtà era un desiderio. Ed infatti, fino ad allora, non era mai arrivato oltre la prima galleria.

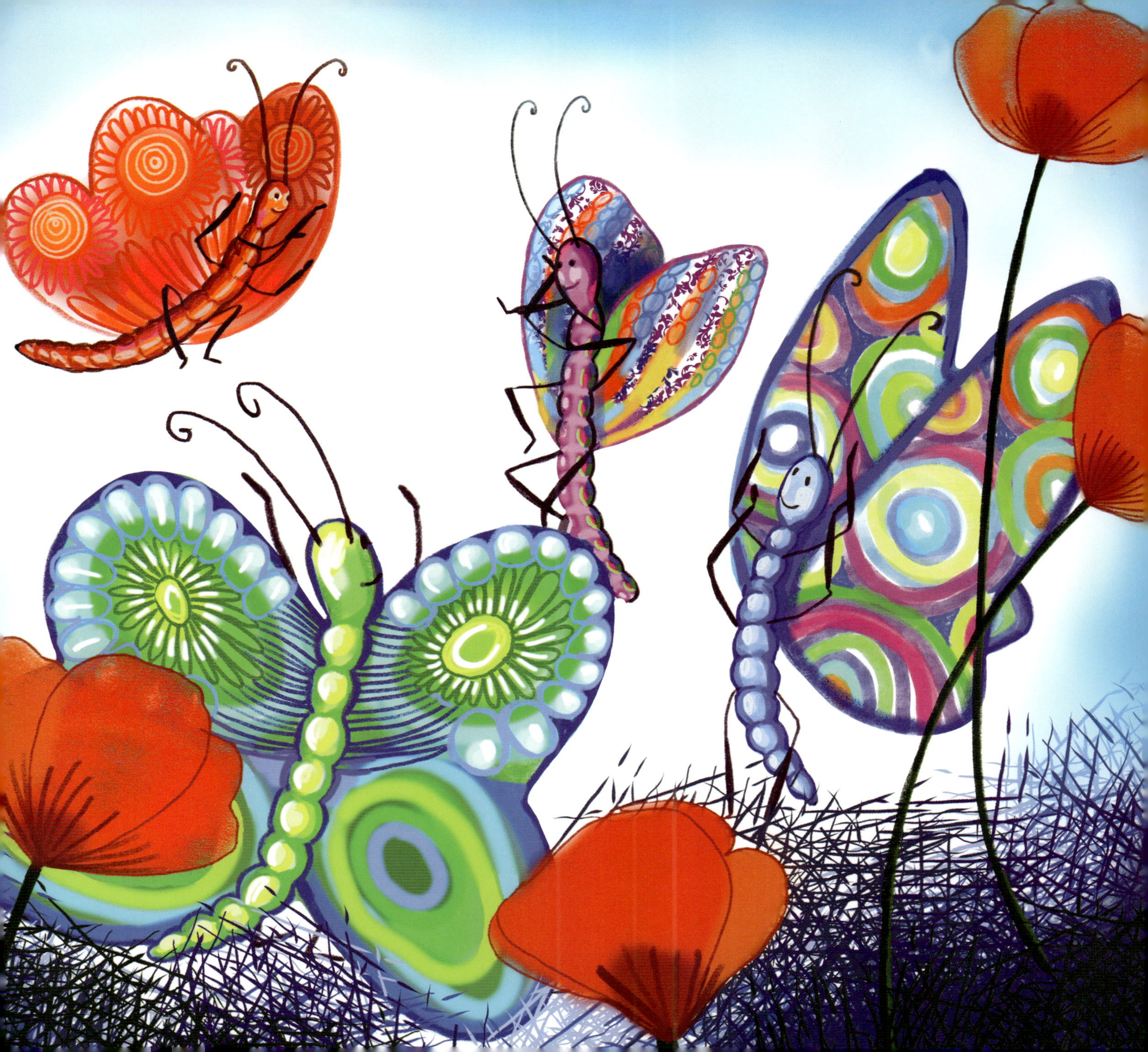

Não sabiam o que as esperava, mas estavam radiantes preparando-se para o que viesse. E as pupas ficaram satisfeitas. Faltava só esperar com calma e alegria os novos acontecimentos que, com certeza, haveriam de ser fantásticos.

O pequeno coração da Pupa-Vermelha se deixou contagiar pela magia que vivia, e ela achou por bem organizar uma festa; sem demora divulgou os convites.

Chegou a noite da grande festa e o condomínio das pupas se viu iluminado até em seus ângulos mais escondidos: pequenas tochas de resina emanavam uma luz quente e cheirosa. Pupa-Chefe deu o melhor de si na preparação da mesa: os pratos continham um sem-número de deliciosas guloseimas. Pupa-Luz, no desejo de acender ainda mais a festa, postou-se no centro do salão de baile, e com sua asa fosforescente refletia o brilho das roupas que passavam dançando e voejando em volta dela. Todos comeram, beberam e dançaram. Uma bela festa, de verdade. Pupa-Vermelha e Pupa-Rosa passaram o tempo todo juntas, fazendo projetos para o futuro.

Le operazioni di "brucato" andarono molto bene e tutti gli abitanti della brughiera erano molto soddisfatti. Non restava che aspettare con calma e allegria i nuovi eventi che, di sicuro, sarebbero stati fantastici.

Bruc-rosso pensò che una festa ci sarebbe stata bene e così in quattro e quattr'otto fece diramare gli inviti.

Alla sera tuta la brughiera era illuminata fin negli angoli più remoti: piccole torce di resina emanavano una luce calda e profumata. Bruc-maitre aveva dato il massimo di sé stesso e la tavola era imbandita delle leccornie più squisite. Si mangiò, si bevve, si ballò. Veramente una bella festa. Bruc-rosso e Bruc-rosa avevano passato tutto il tempo insieme facendo progetti per il futuro.

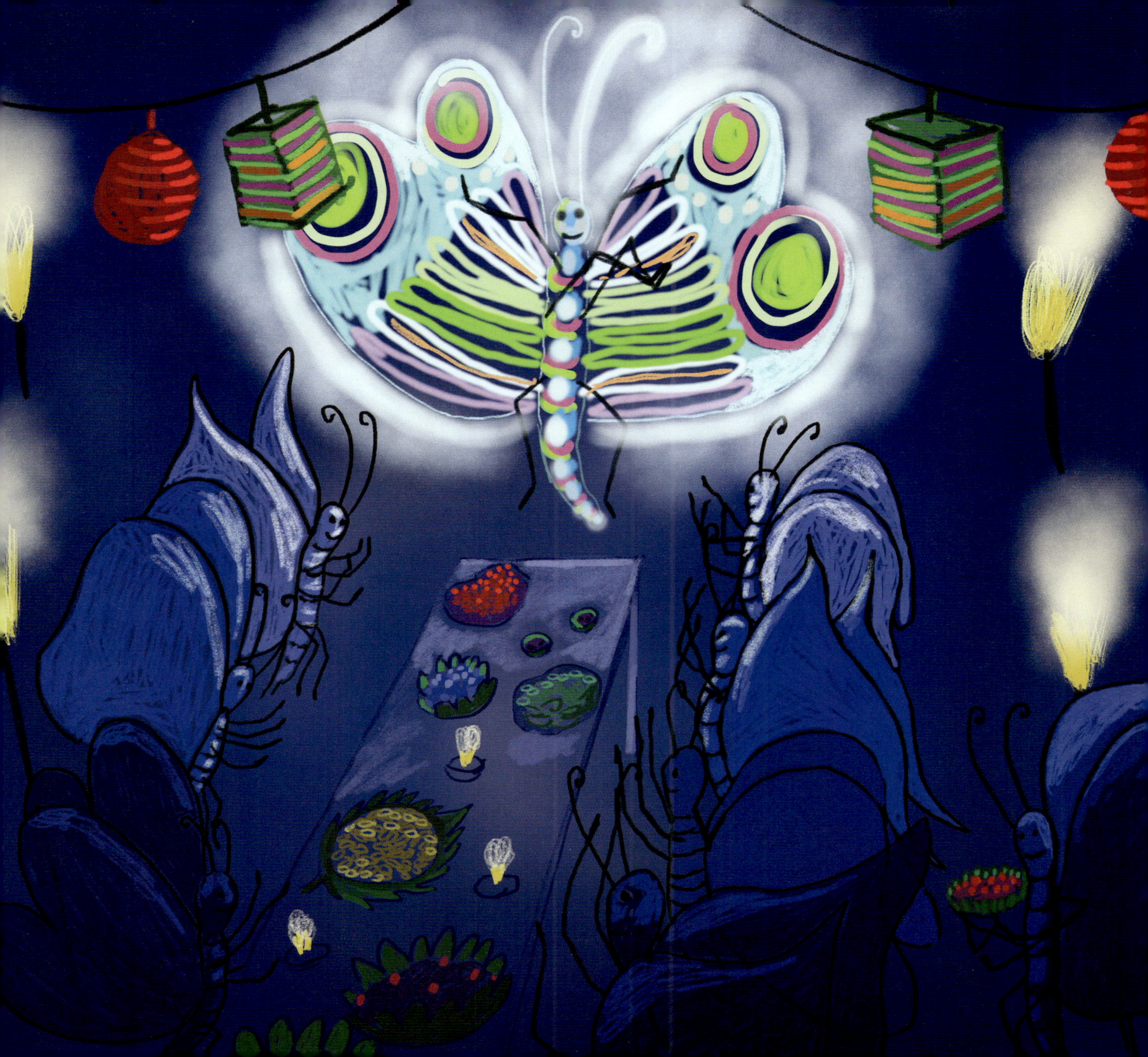

A noite ia alta quando as Pupas, tombando de sono, prepararam-se para dormir. Foi quando, vindo da escuridão do lado de fora do condomínio, surgiu um inseto esquisito. Era muito parecido a uma lagarta, mas, em lugar da pele macia e colorida, vestia uma espécie de couraça cinza e enrugada. Mais ou menos como uma lagarta envelhecida, talvez tivessem elas dito, se acaso tivessem a percepção do tempo.

"Boa noite", disse ele. O recém-chegado tinha a voz trêmula. "Meu nome é Pupa-Velha. Moro perto daqui, e vivo sozinha. Do meu canto, ouvi músicas e vozes alegres. Vou ver o que está acontecendo, disse para mim. Talvez seja mais uma daquelas estúpidas festas de primavera".

"Por que estúpidas?", Pupa-Rosa não se conteve. "Foi uma festa belíssima para lembrar que estamos às vésperas do nosso maravilhoso futuro".

"Por que julgam que será maravilhoso?", indagou o inseto.

A tarda notte, quando tutti, ciondolanti per il sonno, si stavano avviando a dormire, sbucò lentamente dal fondo uno strano insetto. Era molto simile ad un bruco ma, al posto della pelle morbida e colorata, aveva addosso una specie di corazza grigia e raggrinzita. Più o meno come un bruco vecchio, avrebbero potuto dire, se avessero avuto la percezione del tempo.

"Buona sera, disse con voce tremolante il nuovo arrivato, il mio nome è Bruc-vecchio. Abito non molto distante da qui, da solo. Ho sentito della musica e delle voci allegre. Andiamo a vedere che succede, mi sono detto. Forse un'altra di quelle stupide feste di primavera".

"Perché stupide? disse Bruc-rosa, è stata una festa bellissima in attesa del nostro meraviglioso futuro".

"Come fate a sapere che sarà meraviglioso?"

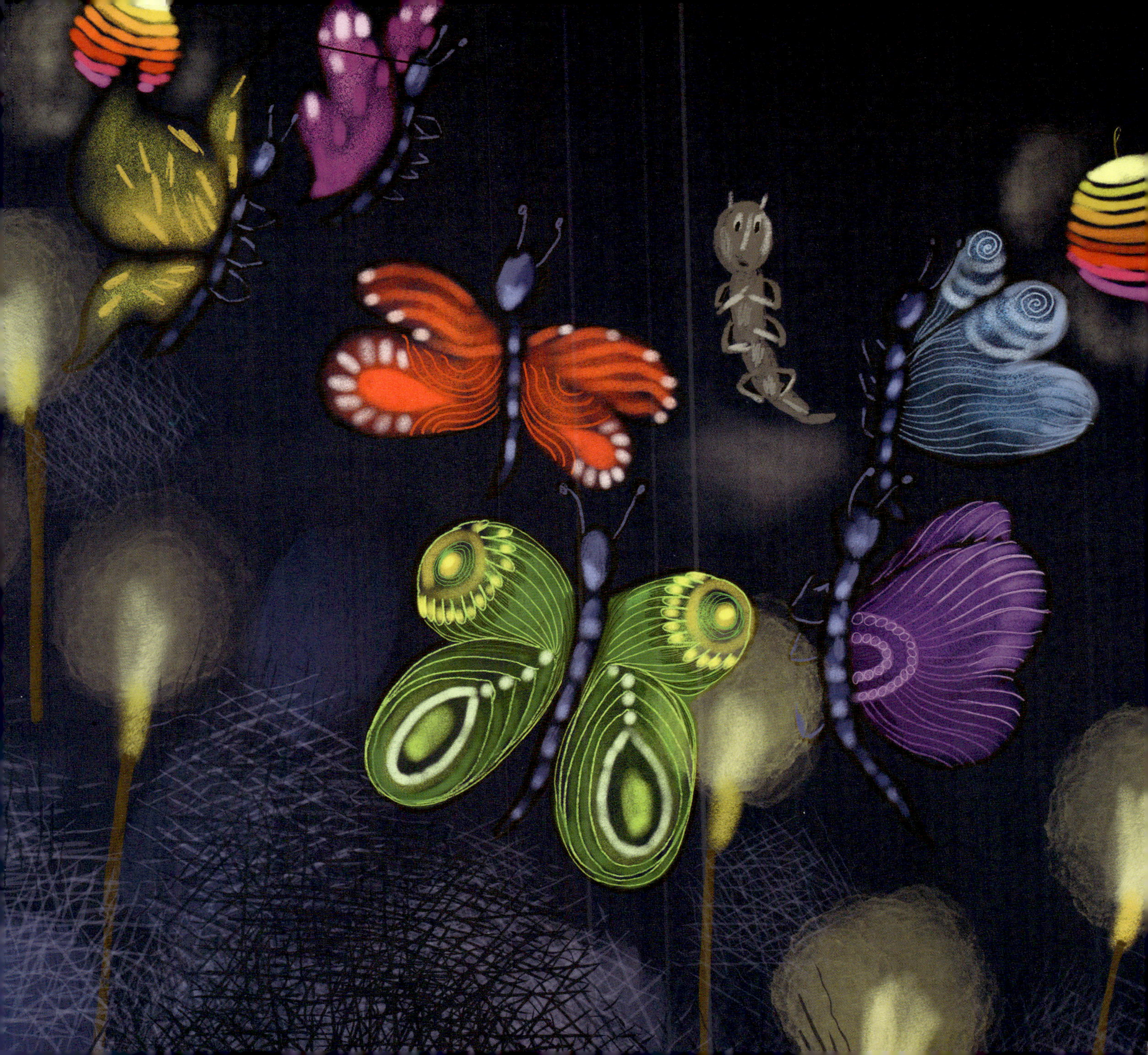

"Na verdade, não sabemos", interveio pensativa Pupa-Vermelha, "mas dentro de nós sentimos que em pouco tempo iremos viver uma mudança profunda. Jamais estaríamos alegres assim se essa mudança não houvesse de ser coisa realmente bela!".

"Enganadas, enganadas estão todas vocês!", reagiu Pupa-Velha.

"De onde tiras tanta certeza?", protestou Pupa-Lesta.

"Eu sei por experiência. Se vocês quiserem, eu posso contar tudo".

Nem sempre o saber é fonte de felicidade, mas a curiosidade das pupas foi maior, e assim pediram a Pupa-Velha que contasse o que sabia.

"Eu fiz parte do contingente de três ou quatro anos atrás, não me lembro bem. Eu era a mais dorminhoca do grupo e, assim, quando chegou o momento fatídico, eu estava roncando no casulo e nem notei nada. Na manhã do dia seguinte, abri os olhos e não vi ninguém. Esquisito, pensei, para onde foram todas as minhas companheiras pupas? Após cuidadosas pesquisas, tive a certeza do seu sumiço. Com exceção das minhas asas, vi que todas as outras tinham desaparecido dos armários. Vencida pela curiosidade, saí do subsolo e fui ao andar de cima. De lá eu tive uma visão incrível: As pupas tinham se transformado em borboletas.

"A dir la verità, non lo sappiamo, rispose pensieroso Bruc-rosso, ma dentro di noi sentiamo che fra non molto avremo un cambiamento profondo. Non potremmo essere allegri se non fosse un cambiamento bello".

"Illusi, siete proprio degli illusi!"

"Ma come fai ad esserne così certo?", protestò Bruc-lesto.

"Lo so per esperienza. Se volete, vi posso raccontare tutto".

Non sempre il sapere può essere fonte di felicità, ma la curiosità dei bruchi era troppo grande e così pregarono Bruc-vecchio di raccontare quanto sapeva.

"Facevo parte del contingente di tre o quattro anni fa, non ricordo bene. Ero il più dormiglione del gruppo. Fu così che, quando arrivò il momento fatidico, io non me ne accorsi nemmeno. Al mattino tardi aprii gli occhi e non trovai nessuno. Che strano, pensai, dove mai si saranno cacciati i miei compagni bruchi? Dopo accurate ricerche ebbi la conferma della loro scomparsa. E con loro erano scomparse tutte le ali conservate nelle vetrine.
Le mie però erano ancora al loro posto. In preda alla curiosità risalii in superficie. Uno spettacolo incredibile: tutti i bruchi erano radicalmente cambiati.

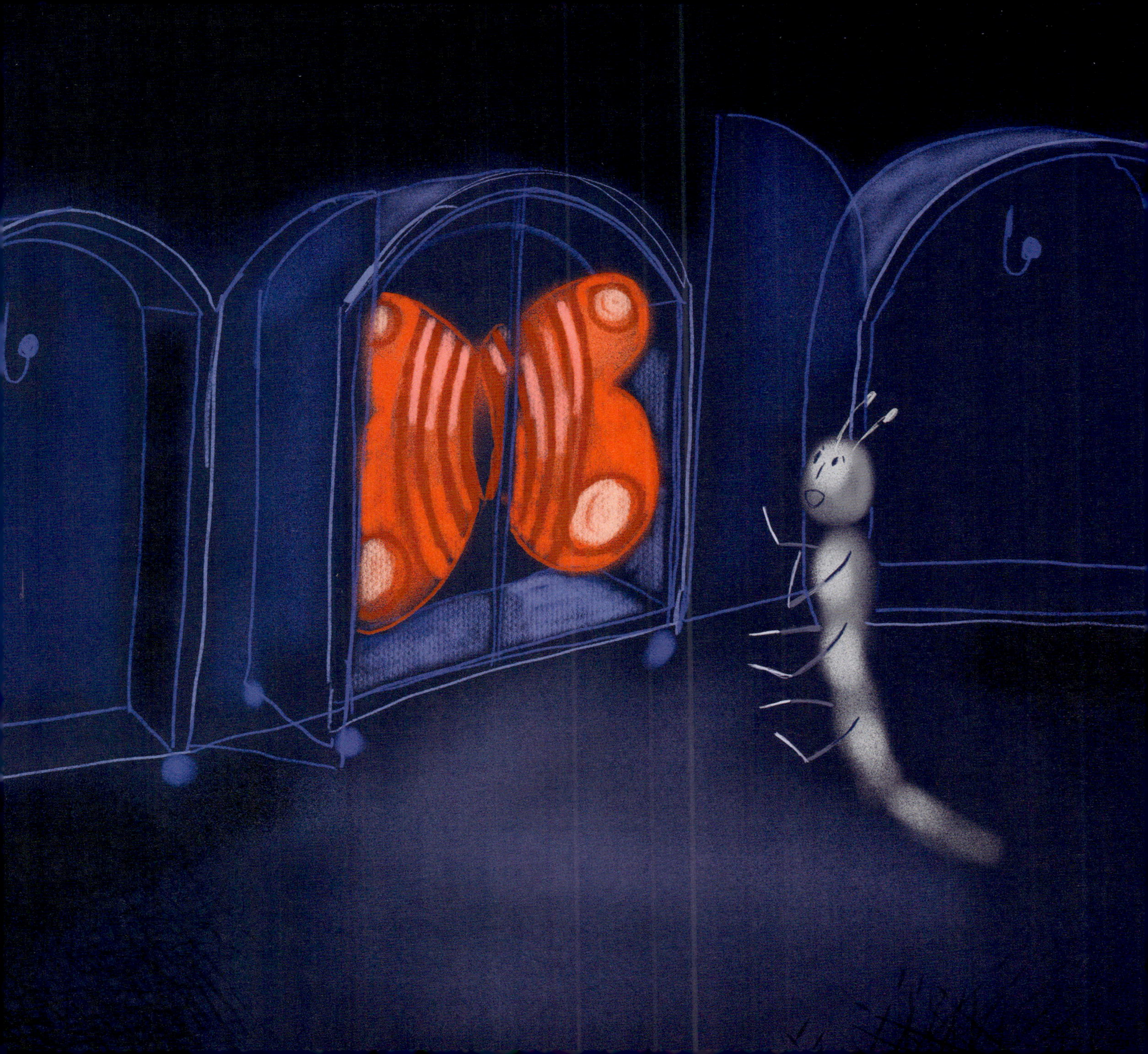

As asas, cuidadosamente guardadas por muito tempo, estavam agora bem agarradas ao corpo e permitiam voar com grande facilidade. De flor em flor, as borboletas voavam e riam-se de felicidade.

Num primeiro momento pensei em correr para tomar as minhas asas, mas um estranho palpite me convenceu de que talvez fosse melhor esperar um tempinho.

Passei então aquele dia inteiro olhando com inveja as esplendorosas borboletas fazendo suas piruetas aladas no vasto céu azul. Mas grande foi minha decepção quando constatei que depois, devagarinho, uma a uma, todas iam caindo ao solo. À noite, então, tudo se havia acabado.

Então, pergunto a vocês: faz sentido tanta mudança se é para viver apenas um dia de felicidade? Assim, decidi renunciar a me tornar uma borboleta e escolhi ficar pupa para sempre".

Le meravigliose ali, gelosamente conservate per mesi, ora erano saldamente attaccate ad ogni bruco che così poteva volare libero nell'aria. Danzando di fiore in fiore le farfalle ridevano di felicità.

In un primo momento pensai di correre a prendere le mie ali, ma subito uno strano segnale di allarme mi convinse che era meglio aspettare un po'.

Per tutto il giorno guardai con invidia le splendide farfalle volteggiare in aria. Poi, piano piano le vidi cadere a terra una ad una. Alla sera tutto era finito.

Ma allora che senso ha cambiare per un solo giorno di felicità? Fu così che decisi di rinunciare a diventare farfalla scegliendo di rimanere bruco per sempre".

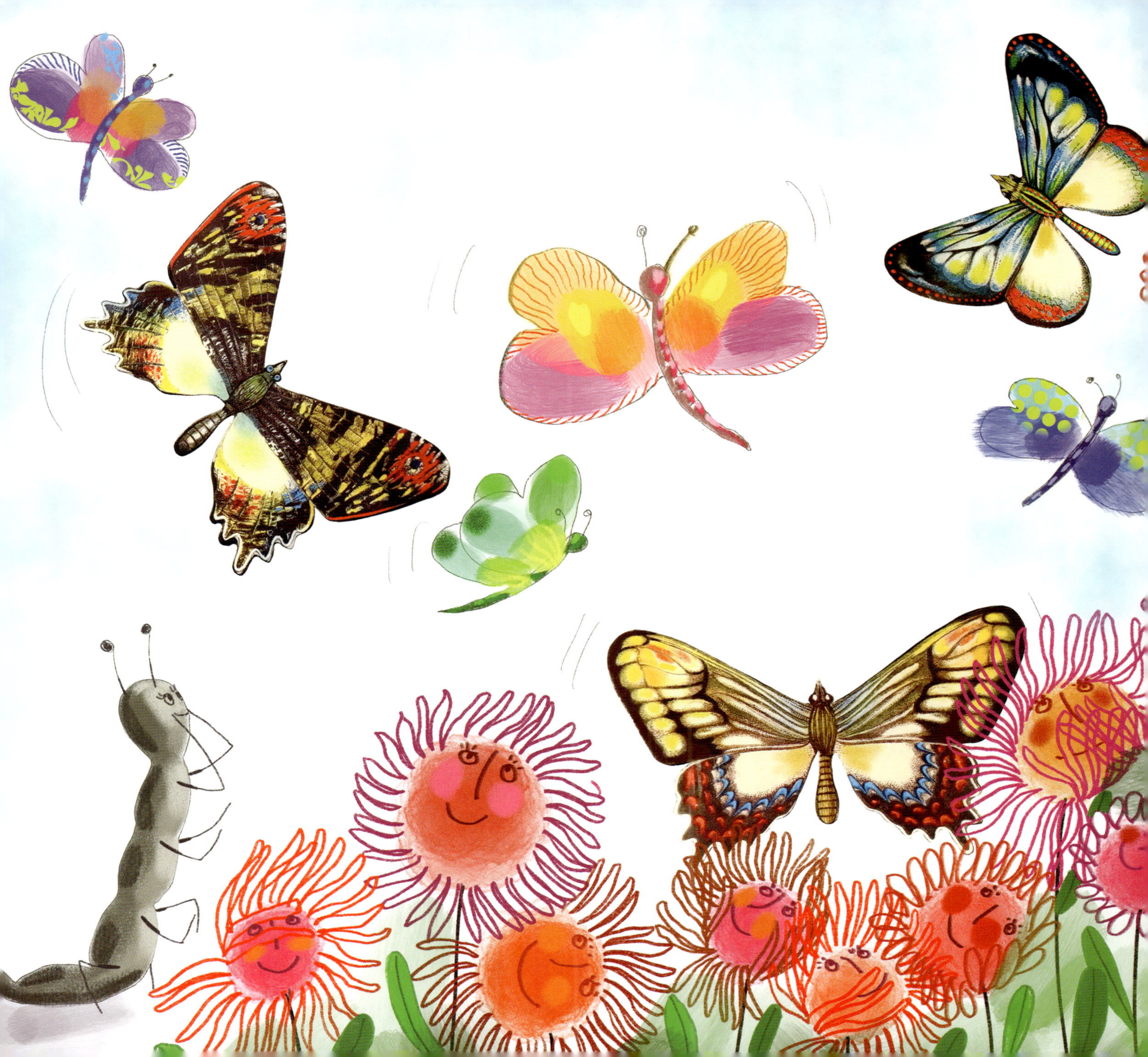

A narração da Pupa-Velha abalou bastante as pupas, que ficaram caladas por um bom tempo.

A primeira a falar foi Pupa-Rosa: "Não, Pupa-Velha, não se deve desistir de alcançar a perfeição do desenvolvimento e a felicidade que isso nos traz apenas por medo da morte. Você ficou pupa e agora é somente um ser inacabado, algo que podia e devia mudar, mas, ao invés disso, se perdeu no caminho".

"Veja bem, minha querida", respondeu Pupa-Velha, "eu tenho consciência do que você está me dizendo. Porém a minha imperfeição me deixou continuar viva, enquanto todas as pupas da minha turma, apesar de terem alcançado seu objetivo de se tornarem borboletas, hoje são finadas. Nenhuma conseguiu escapar da morte".

"Todos nós existimos", interveio Pupa-Vermelha, "porque antes outras pupas se tornaram borboletas. Se as borboletas não depositassem os ovos não poderiam nascer as lagartas e as pupas. Esta é a nossa vida, uma cadeia de mudanças complementares e indispensáveis uma com a outra. Se todas as pupas tivessem feito a tua escolha, não existiriam mais borboletas. Nem lagartas, nem pupas".

Il racconto di Bruc-vecchio fece molta impressione ed un silenzio profondo scese sulla brughiera.

Bruc-rosa fu la prima a parlare: "Scusami Bruc-vecchio, non si può rinunciare a raggiungere la perfezione dello sviluppo e la felicità per paura della morte. Tu, essendo rimasto bruco, non sei altro che un essere incompiuto, un qualcosa che avrebbe potuto e dovuto cambiare e che invece è rimasto per strada".

"Vedi, mia cara, rispose Bruc-vecchio, questo lo so molto bene e ne sono cosciente. La mia imperfezione, però, mi ha permesso di essere ancora in vita, mentre tutti i bruchi della mia generazione hanno sì raggiunto il loro scopo, cioè diventare farfalle, ma nessuno di loro è scampato alla morte".

"Noi tutti esistiamo, intervenne Bruc-rosso, perché prima di noi altri bruchi sono diventati farfalle. Se non ci fossero le farfalle a deporre le uova non potrebbero nascere i bruchi. È questa la nostra vita, legata a tanti cambiamenti complementari e indispensabili l'uno all'altro. Se tutti i bruchi avessero fatto la tua scelta, ora non ci sarebbero più farfalle. E nemmeno bruchi".

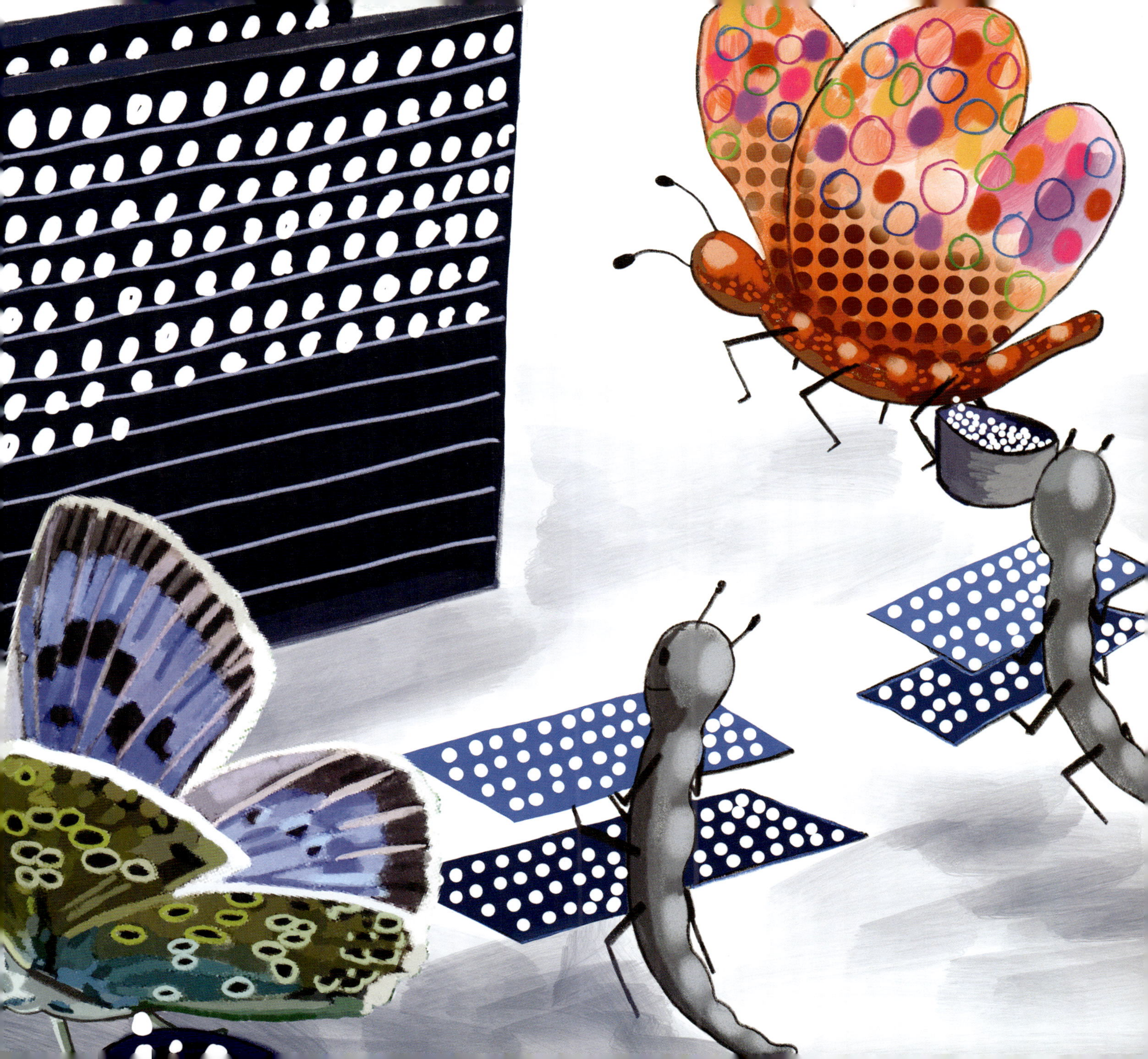

"Vocês raciocinam desse jeito porque não viram o que eu vi. Eu raciocino por experiência e não por ouvir dizer. Eu escolhi ficar pupa e sou feliz assim. Sei que não é uma grande vida, mas para mim está de bom tamanho. E para não ter saudades e arrependimentos, destruí as minhas asas".

"É muito triste o que nos diz", sussurrou Pupa-Lesta. "Destruindo as tuas asas, cancelaste teu futuro. Como pode alguém viver sem sonhos e desejos?".

"E sem esperar alcançar a plenitude de sua própria beleza?", acrescentou Pupa-Bela.

"Mas tem outra coisa importante", conseguiu enfim falar também Pupa-Lenta. "Renunciar a se tornar borboleta, e ficar pupa, significa só adiar o momento da morte. Assim, a tua escolha, querida Pupa-Velha, é só a de morrer como pupa sem experimentar o encanto da perfeição. E o pior, interrompendo o fluxo da vida universal. Tu és só uma velha de vista curta e egoísta. Isso que tu és!".

"Voi ragionate in questo modo perché non avete visto quello che ho visto io. Io ragiono per esperienza e non per sentito dire. Ho fatto la scelta di rimanere bruco e sono contento così. So bene che non è una gran vita, ma a me basta. Anzi, per non avere rimpianti e ripensamenti, ho distrutto da tempo le mie ali".

"E' molto triste quello che dici, mormorò Bruc-lesto, distruggendo le tue ali, hai cancellato il tuo futuro. Come si può vivere senza sogni e senza desideri?"

"E senza poter sperare di realizzare la propria bellezza?" aggiunse Bruc-bello.

"Ma c'è un altro aspetto importante, riuscì a dire finalmente Bruc-lento. Il fatto di aver rinunciato a diventare farfalla e di aver deciso di rimanere bruco vuol dire solo aver rimandato il momento della morte. Quindi la tua scelta, caro Bruc-vecchio, è solo quella di morire da bruco senza aver provato l'ebbrezza della perfezione. Per di più interrompendo il fiume della vita universale. Sei solo un vecchio miope ed egoista. Ecco che cosa sei".

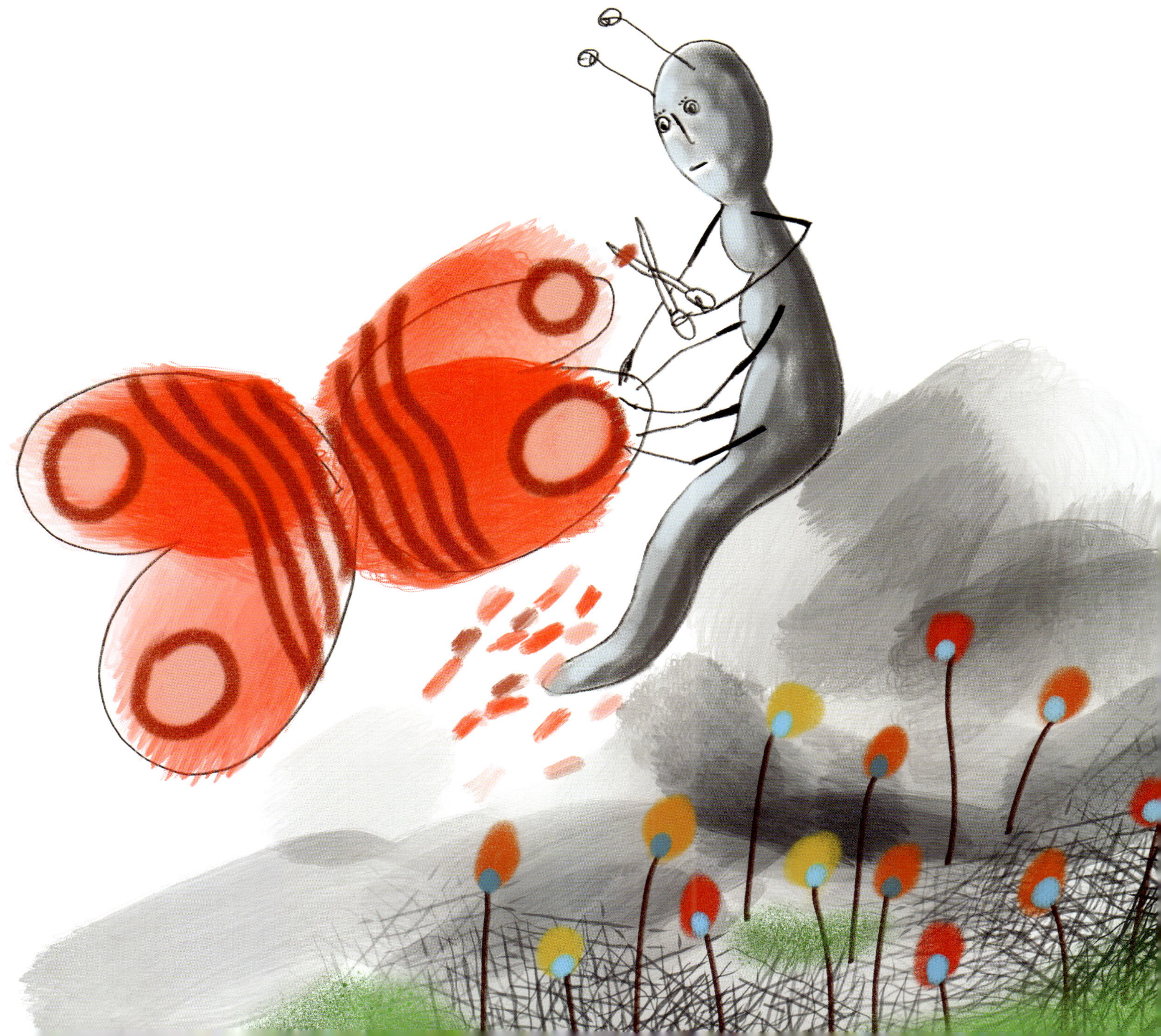

Pela primeira vez Pupa-Velha começou a ter dúvidas, e as suas certezas já não lhe pareceram tão firmes como antes.

"Boa noite. Fiquem à vontade!". Deu meia-volta, e em silêncio voltou ao seu abrigo.

As pupas ficaram olhando a velha triste afastar-se de volta para a escuridão, e por um momento se apiedaram da velha pupa solitária.

"Temos que fazer algo para ajudar Pupa-Velha", disse Pupa-Rosa. "Tenho uma ideia", propôs Pupa-Vermelha. "Cada uma poderia cortar um pedacinho das suas asas. Vamos juntá-los e construiremos um par de asas novas. Tenho a certeza de que quando Pupa-Velha as vir se deixará novamente invadir pelo desejo e não poderá não pensar no futuro".

As pupas começaram o trabalho e rapidamente costuraram um maravilhoso e multicolorido par de asas. Uma pequena contribuição de todas foi suficiente para obter uma obra primorosa. Cansadas, mas felizes, adormeceram finalmente.

Per la prima volta Bruc-vecchio si sentì spiazzato e le sue certezze non gli sembrarono più così solide come fino ad allora aveva creduto. "Buona notte, ne riparleremo un'altra volta". Così dicendo, si ritirò, nella sua tana.

"Dobbiamo fare qualcosa per aiutarlo" disse Bruc-rosa. "Io un'idea ce l'avrei, propose Bruc-rosso. Tutti potremmo rinunciare ad una piccola parte delle nostre ali. Con i vari pezzi costruiremo un paio di ali nuove: sono convinto che solo a vederle Bruc-vecchio si lascerà di nuovo invadere dal desiderio e non potrà fare a meno di pensare al futuro".

I bruchi si misero al lavoro ed in poco tempo costruirono un meraviglioso e coloratissimo paio di ali. Era bastato un piccolo sacrificio da parte di tutti per ottenere un capolavoro. Stanchi e contenti andarono a dormire.

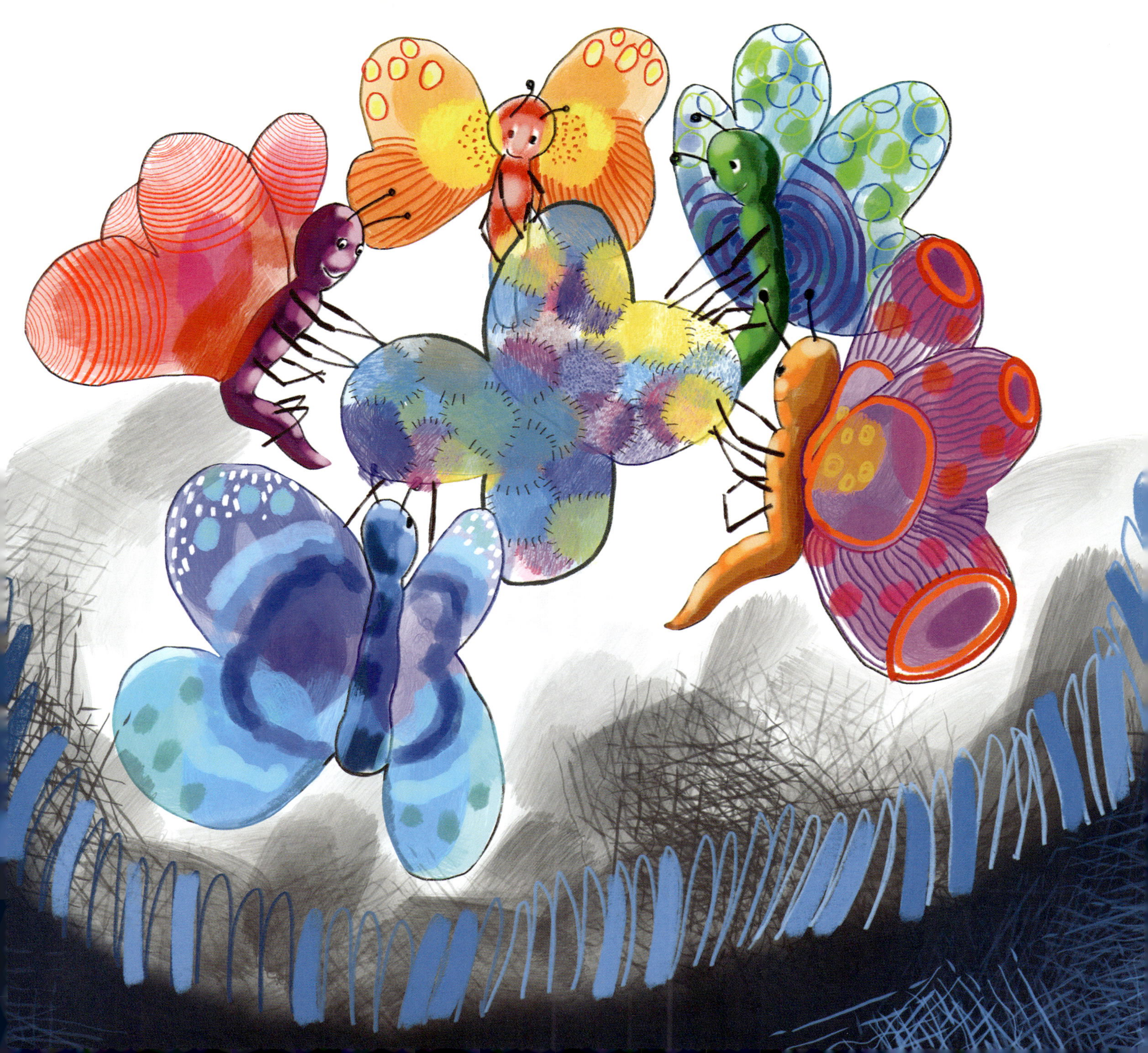

Um amanhecer radioso anunciou o novo dia. Um dia especial. Todas as pupas tinham essa certeza. Mas nem foi preciso avisar a Pupa-Velha, que já tinha chegado por sua conta antes do surgir do sol. Não tinha conseguido dormir a noite todinha, abalada pelas considerações das jovens pupas.

"Amigas, pensei bastante a respeito do que foi dito ontem. Entendi que estou completamente errada. Infelizmente não tenho mais as minhas asas e assim nunca alcançarei a perfeição. Vim somente para me desculpar pelas palavras ditas ontem e lhes desejar boa sorte".

Sem nada dizer, Pupa-Chefe abriu a cortina que ocultava o novo par de asas. "São tuas", ela disse. "Nós as costuramos com muitos pedacinhos das nossas asas. Por favor, aceita-as e, já que tu conheces o caminho, por favor, sê nossa guia".

Naquele instante um raio de sol iluminou a entrada do abrigo.

Un'alba radiosa annunciò il nuovo giorno. Sarebbe stato uno giorno speciale. Tutti i bruchi ne erano convinti. Non dovettero nemmeno chiamare Bruc-vecchio: era già arrivato per conto suo prima del sorgere del sole. Non aveva dormito per tutta la notte, scosso dalle considerazioni dei giovani bruchi.

"Amici, ho ripensato a lungo a quello che avete detto ieri sera. Ho capito di avere sbagliato tutto. Purtroppo, non ho più le mie ali e quindi non potrò raggiungere la perfezione. Sono venuto solo a ringraziarvi e a dirvi buona fortuna".

Fu allora che Bruc-maitre spostò la tenda che nascondeva il nuovo paio di ali. "Sono tue. Le abbiamo costruite con tanti pezzetti delle nostre. Per favore, accettale e, visto che conosci già la strada, ti preghiamo di farci da guida".

In quel momento un raggio di sole illuminò l'ingresso della tana.

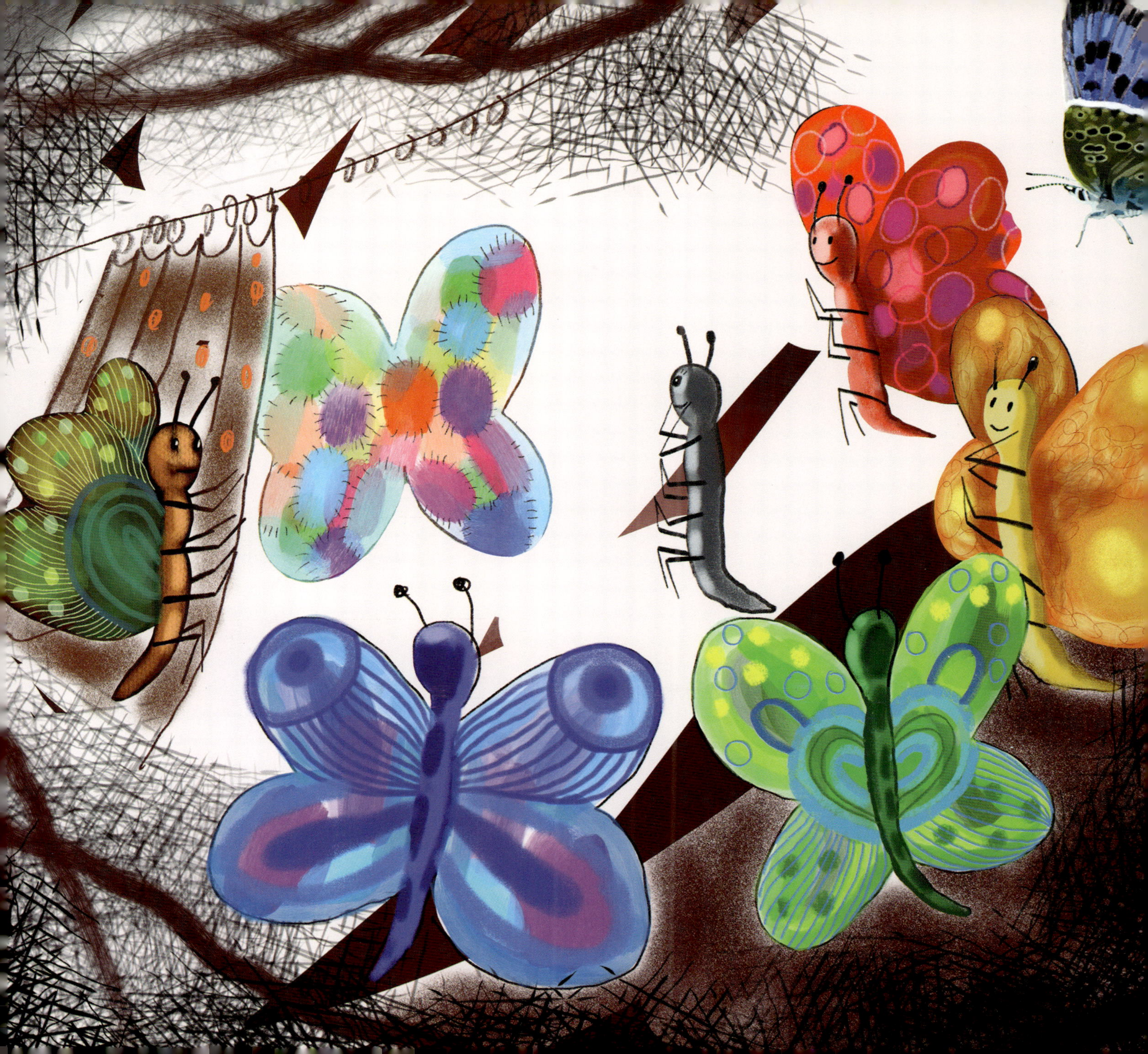

"É o sinal", disse emocionada Pupa-Velha. Como por encanto, as pupas se tornaram borboletas.

"Amigas, agradeço a todas. Hoje, graças a vocês, reencontrei a minha vida. Sigamos em frente, o nosso futuro está se tornando realidade".

De uma hora para outra a colina ficou repleta de borboletas que voejavam felizes. As flores abriram as suas pétalas com o brilho sorridente das joias. O bosque inteiro inundado por milhares de asas saltitantes e silenciosas parecia desmaiar com a visão. Também os outros moradores do grande juazeiro participaram da alegria das borboletas e se juntaram à festa. O texugo conseguiu até abrir um olho: "Puxa vida", disse ele, "as pupas vestiram as asas. A primavera chegou de verdade". E voltou a dormir.

"E' il segnale" disse emozionato Bruc-vecchio. Come per incanto, tutti i bruchi si ritrovarono trasformati in farfalle.

"Amici, vi ringrazio. Oggi, per merito vostro, ho ritrovato la mia vita. Seguitemi, il nostro futuro è diventato realtà".

All'improvviso la collina fu piena di farfalle svolazzanti e gaudenti. I fiori schiusero le loro corolle ridendo di gioia.

Anche gli altri abitanti del grande platano furono contagiati dagli allegri voli delle farfalle e si misero al lavoro di gran lena. Perfino il tasso riuscì ad aprire un occhio: "Perbacco, i bruchi hanno messo le ali. Allora è proprio primavera!". E si riaddormentò.

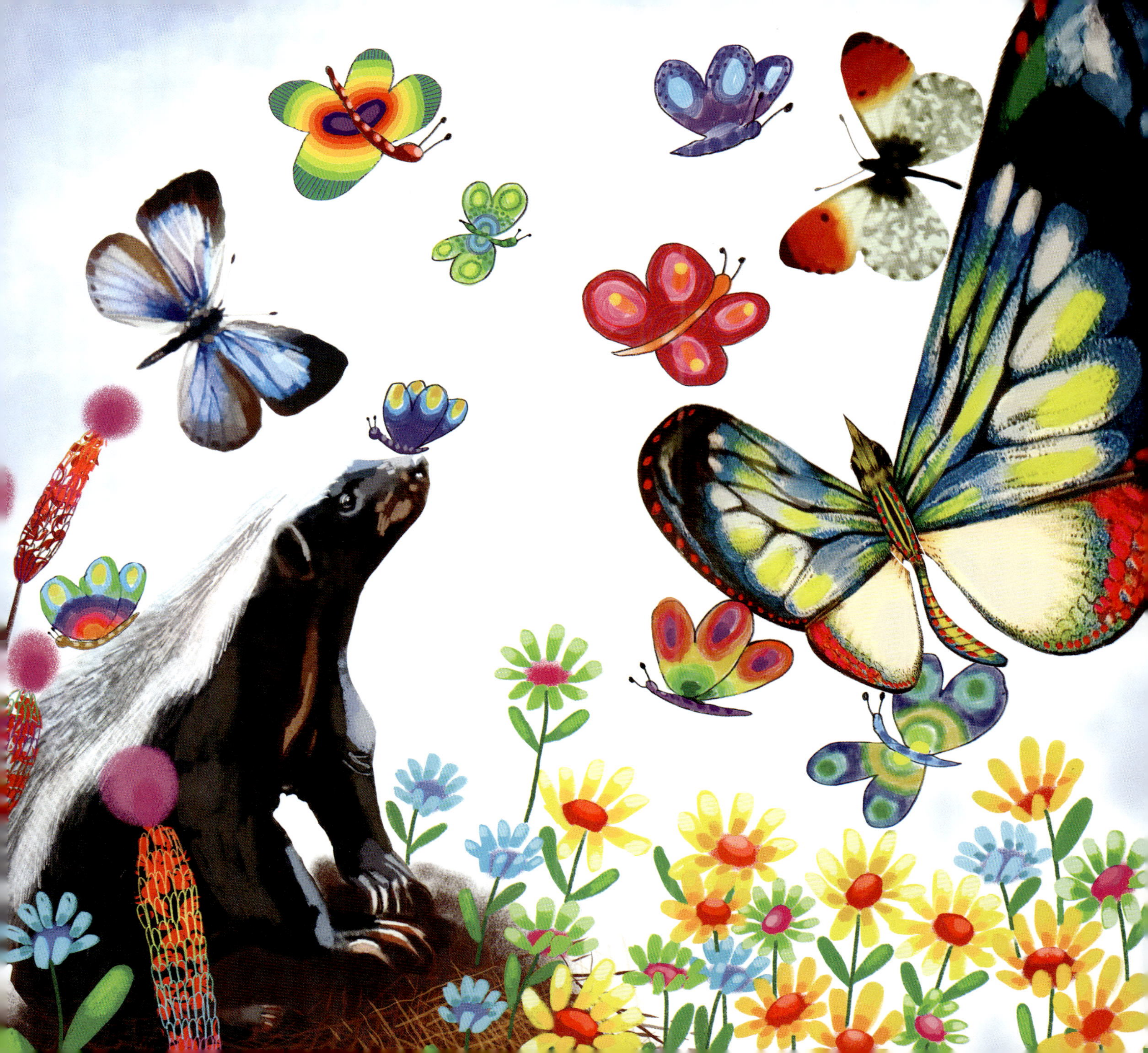

Somente os coelhos notaram a estranha borboleta colorida num jeito nunca visto antes. A sua dança era a mais linda e alegre, e parecia querer aproveitar os minutos todos da sua existência.

Ao pôr do sol, assim como as outras borboletas, a ex-Pupa-Velha, cujo nome agora era Vanessa, exausta de tanto voar, fechou os olhos e planou vagarosa na direção do último raio de sol.

A partir do ano sucessivo, a cada primavera começaram a aparecer em cima da colina novas borboletas multicores. Os coelhos não tinham dúvidas sobre a origem delas, tão grande era a semelhança com a bela e inesquecível Vanessa.

FIM

Solo i coniglietti notarono la strana farfalla colorata in un modo mai visto prima. La sua danza era la più bella e la più allegra di tutte, quasi non dovesse perdere un attimo della sua esistenza.

Al tramonto, come tutte le altre farfalle, l'ex Brucvecchio, che adesso si chiamava Vanessa, ebbro di tanto volare, chiuse gli occhi e planò a lungo in direzione dell'ultimo raggio di sole.

Fu dall'anno successivo che, ad ogni primavera, comparvero sul prato in cima alla collina, nuove farfalle multicolori. I coniglietti non avevano dubbi sulla loro origine: troppa era la somiglianza con la bellissima Vanessa.

FINE

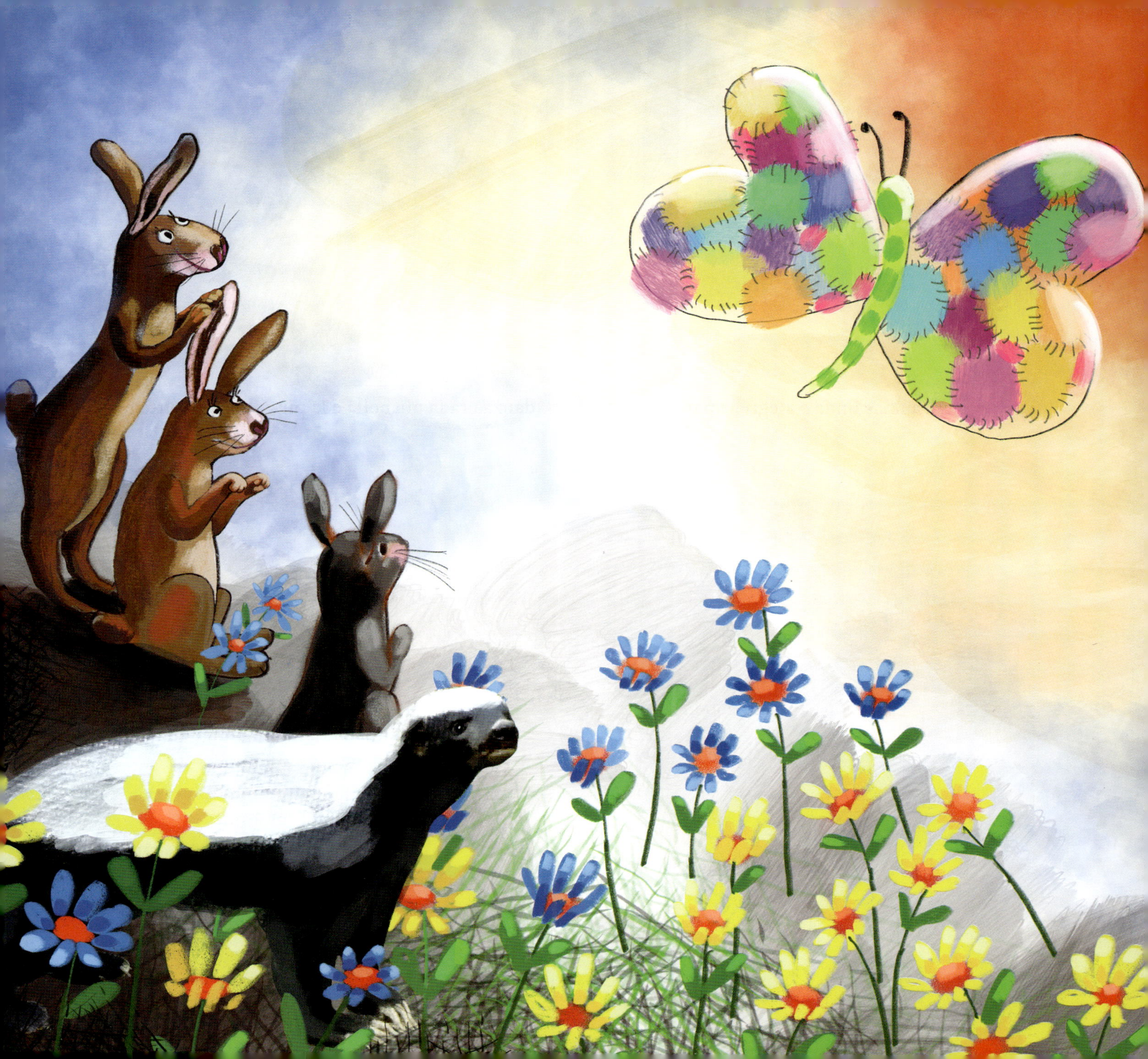

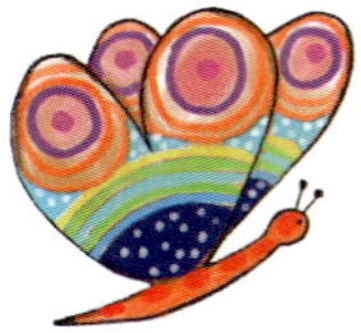

Glossário

PUPA: A transformação (metamorfose) para se tornar borboleta acontece em quatro fases: o ovo, a lagarta, a pupa e o estágio adulto. O início do ciclo começa com os ovos, postos pelas borboletas geralmente em folhas de plantas. Após algumas semanas da fase larval, a lagarta tece um casulo e permanece imóvel dentro dele: essa é a fase de pupa (do latim *"pupa"* = menina, boneca), estágio intermediário entre a larva e o adulto.

JUAZEIRO: árvore típica da caatinga brasileira, chama atenção pelo sabor adocicado do fruto e pela sombra abundante.

TEXUGO: Mamífero conhecido pela enorme capacidade de escavar. É da mesma família da doninha, do cangambá, da lontra e do visom. No Brasil, não há exemplares nativos.

TOUPEIRA: Pequeno animal mamífero conhecido por cavar túneis. Há mais de quarenta espécies de toupeira distribuídas pela Europa, pela Ásia e pela América do Norte.

FRENESI: Entusiasmo muito grande.

APIEDAR: Sentir comoção, que se sensibiliza.

LESTA: Ligeira, animada, decidida

Glossario

BRUCO: la trasformazione (metamorfosi) per diventare una farfalla avviene in quattro fasi: l'uovo, il bruco, la pupa e lo stadio adulto. L'inizio del ciclo inizia con le uova, deposte dalle farfalle di solito sulle foglie delle piante. Dopo alcune settimane della fase larvale, il bruco tesse un bozzolo e rimane immobile al suo interno: questa è la fase della pupa (dal latino *pupa* = bambina, bambola), stadio intermedio tra la larva e l'adulto.

JUAZEIRO: un albero tipico della caatinga brasiliana, attira l'attenzione per il gusto dolce del frutto e l'abbondante ombra.

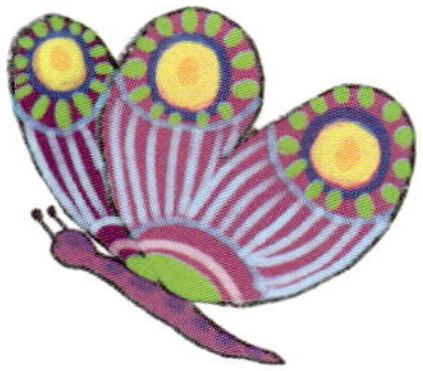

TASSO: Il tasso è un mammifero noto per la sua enorme capacità di fare tane profonde. Proviene dalla stessa famiglia della donnola, della puzzola, della lontra e del visone. Non vive in Brasile.

TALPA: la talpa è un piccolo animale mammifero noto per scavare tunnel. Ci sono più di quaranta specie di talpe distribuite in Europa, Asia e Nord America.

FRENESIA: un grandissimo entusiasmo.

COMMUOVERSI: sentir compassione, essere sensibili.

LESTA: leggera, vivace, decisa.

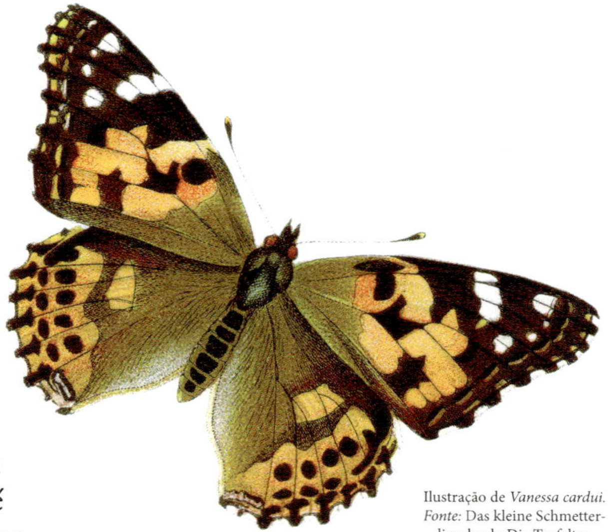

Ilustração de *Vanessa cardui*.
Fonte: Das kleine Schmetterlingsbuch: Die Tagfalter, Insel-Bücherei Nr. 213
Public Domain

Curiosidades

• Existe uma espécie chamada de *Vanessa cardui*, também conhecida como bela-dama ou vanessa-dos-cardos. Ela é encontrada em todos os continentes e tem as asas coloridas como se fossem pequenos retalhos.

• As borboletas adultas vivem em média de 2 a 4 semanas. Apenas uma espécie vive por 24h.

Curiosità

• Esiste una specie chiamata *Vanessa cardui*, conosciuta anche come bella donna o vanessa del cardo. Vive in tutti i continenti e ha ali colorate come se fossero piccoli patchwork.

• Le farfalle adulte vivono in media da 2 a 4 settimane. Appena una specie vive solo per 24 ore.

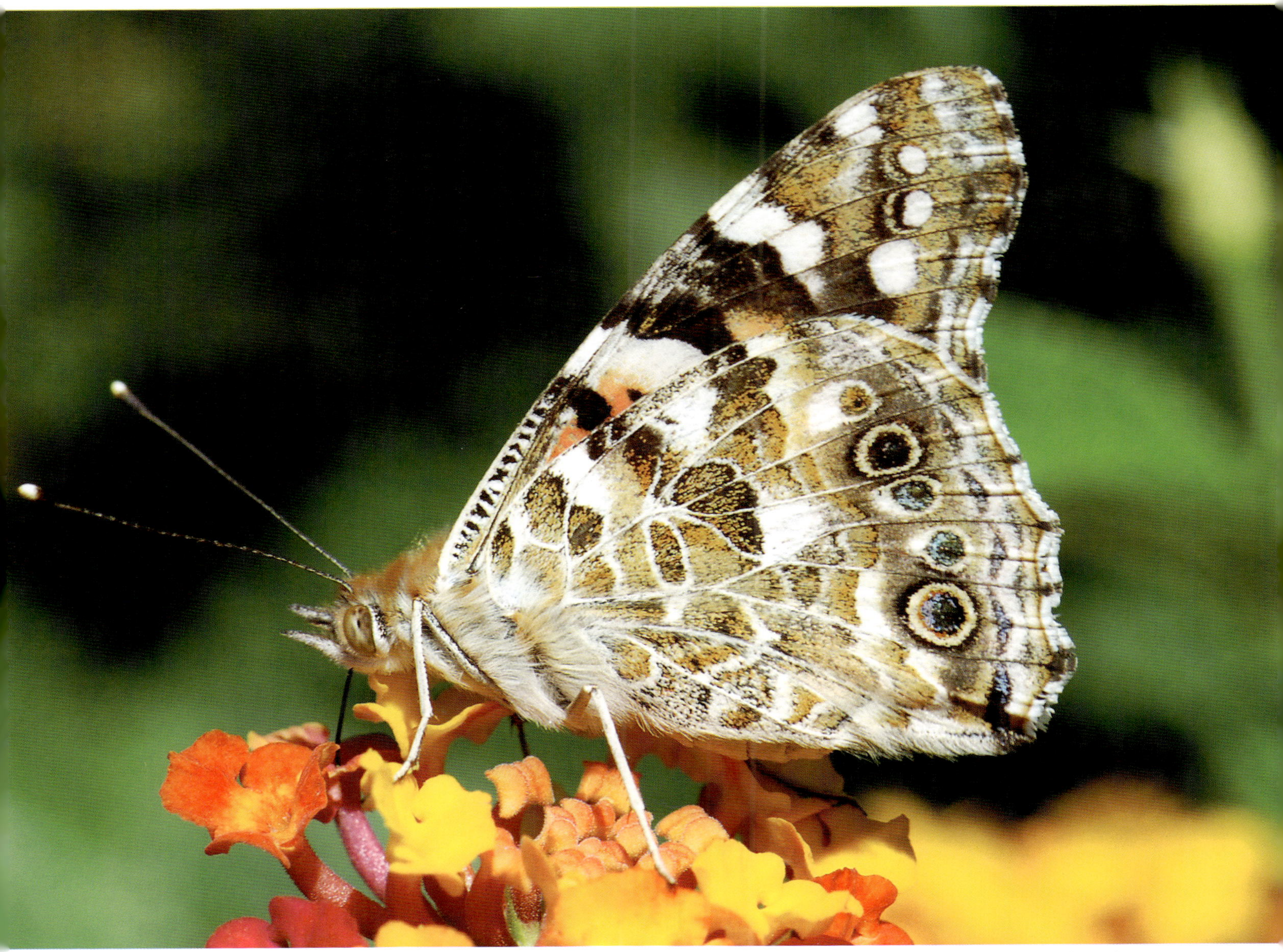

Vanessa cardui. CC Alvesgaspar

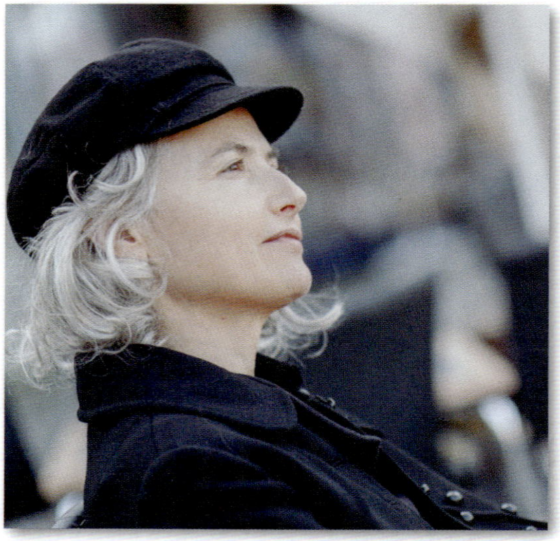

sobre a ilustradora

CRISTINA VALADAS nasceu na cidade do Porto, em Portugal, onde vive e trabalha. Licenciada em Pintura na ESBA e Pós-Graduada em Design Têxtil, iniciou a sua carreira artística como pintora, alcançando o reconhecimento internacional com mais de trinta exposições individuais e a participação em inúmeras coleções.

Não menos significativa a sua atividade como ilustradora, tendo realizado os desenhos de 40 livros, entre eles "A Mata dos Medos", de Álvaro de Magalhães, publicado também no Brasil.

A decisão de realizar e presentear as ilustrações do livro "Vestindo asas" nasceu depois de ter participado pessoalmente de atividades do Projeto Escrilendo durante a sua estadia na Paraíba, em 2018.

sull'illustratrice

CRISTINA VALADAS nacque nella città di Porto (Portogallo), dove vive e lavora. Con formazione universitaria in Pittura e Disegno Tessile, iniziò la sua carriera artistica come pittrice ottenendo riconoscimenti internazionali con più di trenta esposizioni personali e la partecipazione a numerose collettive.

Non meno significativa la sua attività come illustratrice avendo realizzato i disegni di 40 livri in Portogallo e in Brasile.

La decisione di realizzare e donare le illustrazioni del libro "Vestendo Ali" nacque dopo aver partecipato personalmente alle attività del Progetto Escrilendo durante la sua permanenza in Paraíba nel corso del 2018.

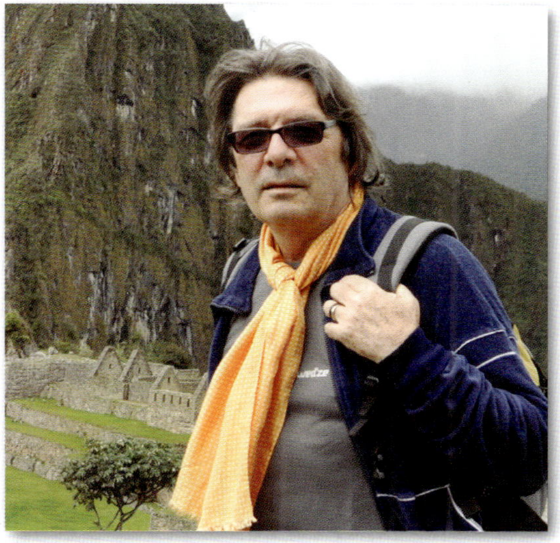

sobre o autor

ALBERTO BANAL, doutor em filosofia pela Universidade degli Studi de Milão e jornalista italiano, desde que se aposentou em 2006, passa a maior parte do tempo na Paraíba apoiando a luta pelos direitos do povo quilombola do estado.

É idealizador e coordenador de Escrilendo, um projeto que promove a formação identitária de crianças e adolescentes em quatro quilombos através da escrita, da leitura, da dança e da percussão afro.

A publicação do conto "Vestindo asas" faz parte integrante do projeto, em prol do qual são destinadas as receitas da venda.

sull'autore

ALBERTO BANAL, dottore in filosofia per l'Università degli Studi di Milano e giornalista italiano, da quando è andato in pensione nel 2006, passa la maggior parte del tempo nello stato della Paraíba, Nordest del Brasile, sostenendo la lotta per i diritti del popolo quilombola.

È ideatore e coordinatore di Escrilendo, un progetto que promuove la formazione identitaria di bambini e adolescenti in quattro comunità quilombolas attraverso la scrittura, la lettura, la danza e la percussione afro.

La pubblicazione del racconto "Vestendo Ali" fa parte integrante del progetto a cui sono destinati i ricavi della vendita del libro.

Instagram: @albertobanal

Leia também, da Editora InVerso

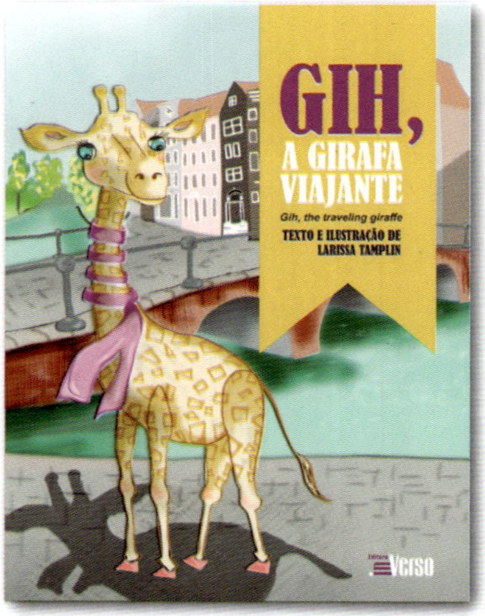

GIH, A GIRAFA VIAJANTE
Bilíngue Português-Inglês

Gih é uma jovem girafa que sabe o que quer. Cresceu confiante na vida pela educação e valores que herdou de seus pais e avós. Acredita tanto em suas ideias e desejos, que sua diversão é observá-los em seus desdobramentos.

Uma viagem de balão mostrou o quanto está pronta para sonhar e realizar. Suas aventuras, encontros e histórias deliciosas simplesmente acontecem ao sabor dos seus pensamentos. Ela inspira e mostra que sempre tem mais pra descobrir sobre o mundo e sobre si mesma.

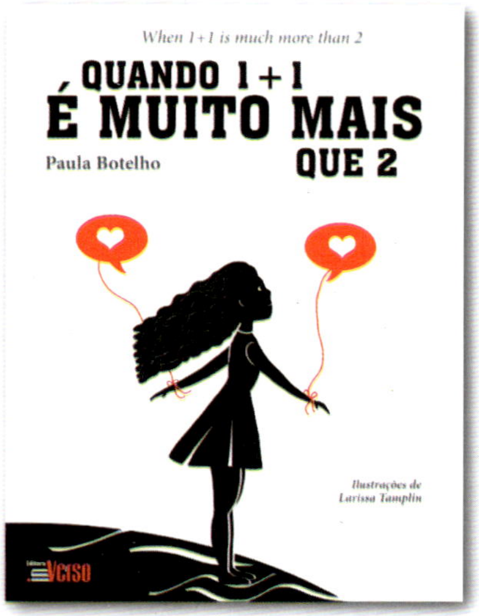

QUANDO 1+1 É MUITO MAIS QUE 2
Bilíngue Português-Inglês

Você estranhou o título deste livro? 1+1 pode ser muito mais que 2? Não é um livro maluco de matemática não... É um livro que mostra como uma só menina pode ser muito mais que duas...

O livro conta a história verdadeira de uma menina que tem a sorte de pertencer a dois países, a duas culturas, a duas línguas: nasceu de uma mãe brasileira e de um pai americano, aprendeu a língua do país do pai, o inglês, e aprendeu ao mesmo tempo a língua do país da mãe, o português. É uma menina bilíngue e é também uma menina bicultural. Domina duas línguas, mas é muito mais que isso: inseriu-se na cultura de cada um dos dois países.